www.ingramcontent.com/pod-product-compliance
Lightning Source LLC
Chambersburg PA
CBHW072147170526
45158CB00004BA/1541
* 9 7 8 1 0 9 3 8 9 4 3 3 2 *